ÉLOGE HISTORIQUE

DE

J. B. LAHALLE,

DOCTEUR EN MÉDECINE;

PAR LESAING,

DOCTEUR EN MÉDECINE,

Médecin de l'hôpital de Blâmont, Membre correspondant des Sociétés de Médecine de Strasbourg et de Nancy, de la Société d'Émulation des Vosges, de l'Académie agricole, manufacturière et commerciale, Auditeur de la Société centrale d'Agriculture de la Meurthe.

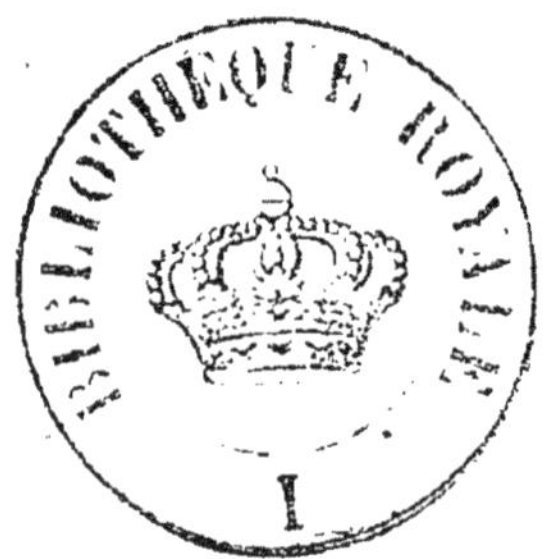

> Doctrinæ studia et optime felicitatem extollunt et ornamenta hominum maxima sunt et solatia.
>
> *(Senec : ad Polyb. c. 35.)*

NANCY.

GRIMBLOT, RAYBOIS ET Cie, IMPRIMEURS-LIBRAIRES,

PLACE STANISLAS, 7, ET RUE SAINT-DIZIER, 125.

1844.

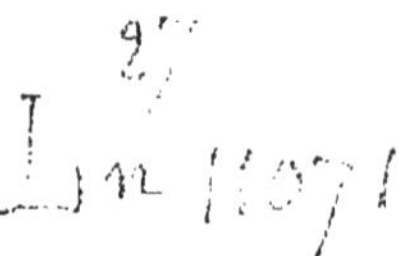

NANCY, IMP. DE Ve RAYBOIS ET Cie.

ÉLOGE HISTORIQUE

DE

J. B. LAHALLE,

DOCTEUR EN MÉDECINE.

Viri boni frequenter auditi, frequenter aspecti
Nobis multorum præceptorum instar sunt.
Sapienter ac fortiter factis metiamur vitam!
(Senec : ep. 94 et de brevit. vit. c. 2.)

La tombe s'est fermée, il y a un an, sur un homme qui pendant sa carrière, hélas! trop rapidement terminée, a toujours mérité l'estime générale, par la supériorité de ses lumières, par ses vertus privées et par le dévouement qu'il a déployé au service de ses concitoyens! Le concours immense qui s'est pressé autour de son cercueil, les larmes qui ont coulé avec tant d'effusion et le tribut d'éloges que les plus honorables de ses amis ont voulu hautement lui donner à l'instant suprême; tous ces témoignages des sympathies publiques nous disent assez que la mort de Lahalle a causé un deuil universel et a été une calamité pour le pays.

Il nous sera permis de nous associer maintenant à ces pieux hommages de vénération et à ces manifestations de la douleur (1). Nous sentons mieux que personne la perte cruelle et irréparable que nous avons faite, nous qui avons vécu dans la douce et précieuse intimité du meilleur des hommes ; nous qu'il avait admis dans sa famille et qu'il entourait d'une affection si profonde ; nous enfin qui le pleurons comme on pleure un père et un ami !

En offrant aujourd'hui à sa mémoire, ce faible gage de notre piété filiale, nous ne craignons point qu'on nous accuse d'avoir porté sur une vie si pure et si bien remplie, le regard d'une tendresse exagérée ou d'un aveugle enthousiasme. Les faits justifieront assez l'expression de notre admiration et celle de nos regrets ; nous sommes assurés de trouver un écho fidèle dans tous les cœurs et nous serons trop heureux, si nous ne restons pas en dehors de la noble tâche que nous avons essayé de remplir.

Jean-Baptiste Lahalle, docteur en médecine, membre

(1) Dans les premiers temps qui ont suivi la mort de notre beau-père, il nous a été impossible de songer à écrire la notice qui paraît aujourd'hui. Absorbés par le chagrin qui pèse fortement sur toute une famille, nous n'avions ni la force ni la volonté de recueillir les matériaux nécessaires. On nous pardonnera le retard que nous avons mis à cette publication, en nous tenant compte des sentiments de douleur et de regrets qui doivent nous justifier ; et qui seront encore, nous l'espérons, un titre à la bienveillance publique, pour excuser les imperfections de ce travail.

du conseil d'arrondissement, de la société d'agriculture de Nancy et de Lunéville, ancien membre de la société de médecine clinique de Paris, membre de la commission d'inspection sur le travail des enfants dans les manufactures, était originaire de Vomécourt, village du département des Vosges, près de Rambervillers. Il naquit en 1776, et appartenait à une famille aisée, honorable et généralement estimée. Ses parents eurent la sagesse de penser qu'une éducation bien dirigée et les trésors de l'instruction, forment le meilleur et le plus solide héritage : ils permirent donc à leur fils de suivre le penchant qui l'entraînait dans la route de la science. Nous ne voulons pas décrire minutieusement les détails de cette première période où se révèlent ordinairement les germes de l'avenir. Il nous suffit de rappeler que sur les bancs de l'école et dans un âge encore tendre, le jeune Lahalle se distingua par cet esprit d'analyse et d'observation, par ce jugement droit et cette prodigieuse mémoire qu'on n'a point cessé d'admirer en lui jusqu'au dernier instant. Grâce à ces facultés éminentes, il fit les progrès les plus rapides malgré les obstacles que la tourmente révolutionnaire apportait chaque jour aux études. On sait que dans ces tristes jours un régime exclusivement militaire pesait sur la jeunesse du pays. D'après un rapport du comité du salut public, on établit l'école de Mars, où chaque district de la république devait envoyer six jeunes citoyens sous le nom d'élèves de Mars, pour les former aux connaissances et aux mœurs d'un soldat républicain. Choisi par le district de Rembervillers, Lahalle se rendit à la plaine des Sablons où les élèves étaient campés et exercés au rude métier des armes. Cette école avait à peine 15 mois d'existence, lorsque le gouvernement la supprima pour réaliser la plus heureuse pensée en créant l'école Polytechnique, une de ces institutions qui feront toujours la gloire de la France. L'élève de l'école de Mars y fut admis, sa place était marquée parmi les hommes d'élite qui allaient occuper les postes les plus honorables ; mais il refusa la distinction qui lui était offerte et recula devant le nouvel avenir qui lui était présenté. Fatigué des exercices guerriers, il craignit de les subir d'une manière plus pénible encore en s'attachant à un autre genre d'études. Ce fut l'unique motif de sa résistance. Il obéit à la sublime vocation qui devait rattacher son existence tout entière au soulagement de l'humanité.

Pour atteindre ce but, il se rendit à Strasbourg. C'était à l'époque où le directoire achevait son règne éphémère. Lahalle voulait fortifier ses premières études et suivre en même temps les cours de médecine. Il déploya au début de cette carrière, la même application et les rares qualités d'esprit qu'on avait déjà remarquées ; il mérita bientôt d'être placé au nombre des élèves internes de l'école spéciale, privilége flatteur qui imprima encore une ardeur plus grande à ses travaux. A un âge où la plupart des jeunes gens sont à peine initiés aux éléments de la science, il était déjà l'objet des plus honorables distinctions.

Il avait compris que pour recueillir toutes les lumières de l'enseignement, il devait passer quelques années dans la capitale. Il s'y rendit et ne tarda pas également à prendre un rang éminent dans la foule de ses condisciples par son assiduité constante, par une facilité de travail et une sûreté de jugement qui fixèrent l'attention de ses maîtres. Mais il ne put éviter les chances périlleuses de la guerre ; et nous allons voir comment il fut rejeté malgré lui dans le tumulte et les fatigues de la vie militaire.

Pendant son séjour à Paris, il fut atteint par la conscription qui faisait alors un soldat de chaque citoyen. Il sentit qu'il n'y avait aucune résistance possible et qu'il fallait interrompre la douce et paisible existence où il amassait chaque jour de nouveaux mérites et les suffrages les plus précieux. A cette époque il venait d'obtenir un prix à l'école centrale du Panthéon. Au moment de la distribution, il se passa une scène d'enthousiasme que nous devons mentionner. Le président de l'assemblée félicita publiquement le modeste lauréat de la gloire littéraire qu'il avait acquise ; il lui promit de nouveaux triomphes dans l'arène sanglante où il était appelé au nom de la patrie,et en terminant son allocution chaleureuse, il lui fit présent d'une armure complète. Le jeune guerrier la reçut avec reconnaissance, annonça qu'il était prêt à voler au poste de l'honneur, et jura que son plus grand désir était de répondre à la confiance de l'administration en combattant avec courage les ennemis de la république. On fit mention de cette réponse dans le procés-verbal de la séance.

Quelques jours aprés, il était sur la route de l'Italie, où il fut attaché à l'armée française en qualité de chirurgien militaire dans un régiment de Dragons. Il partagea nos dangers comme nos victoires, à Marengo et sur tous les champs de bataille de cette immortelle campagne.

Au retour de la paix, il revint à Paris. Ce fut là qu'il reçut du ministre de la guerre une ordonnance de licenciement, où on lui disait que les besoins du service n'étant plus aussi urgents, il pouvait retourner dans sa famille. Il vit avec joie se rompre les derniers liens de la servitude militaire ; il se hâta de rentrer dans sa vie d'études et dans les voies de sa noble vocation.

Il y avait alors dans l'amphithéâtre de Paris, à la tête de l'enseignement médical, un homme qui a conquis l'estime de la postérité, et qui a laissé un nom impérissable. Nous ne pouvons mieux le caractériser qu'en empruntant les nobles et judicieuses paroles de M. le docteur Marchal, de Lorquin : « A l'école de Paris se » trouvait un jeune professeur d'un rare génie et d'un » vaste savoir, et qui avant trente ans, avant l'âge où le » plus grand nombre des savants ont à peine échelonné » leurs travaux, avait conçu et achevé plusieurs chefs- » d'œuvre, dont un seul eût suffi pour l'immortaliser. » Cet homme était Bichat, l'illustre auteur du traité

» d'anatomie générale et des recherches physiologiques » sur la vie et la mort, l'une des belles gloires de la mé- » decine française, et dont le monde savant pleure en- » core la mort prématurée (1). »

L'ardent élève suivit avec empressement et bonheur les leçons de ce médecin, justement renommé, il en recueillit tous les principes avec un religieux respect et s'identifia, pour ainsi dire, complétement avec sa doctrine. C'est alors qu'il fut admis, après un concours brillant, dans la première section de l'école pratique, établie au sein de l'école de médecine. Une pareille faveur, qui n'est accordée qu'au mérite solennellement reconnu, montre assez quelle considération l'infatigable observateur avait su obtenir par son amour du travail et par les hautes facultés de son intelligence.

Dès ce moment, il pouvait entrevoir le plus brillant avenir. Le célèbre Bichat, qui était chaque jour témoin des efforts et des travaux de son élève, n'avait point tardé à reconnaître sa vaste capacité et l'éminence de ses talents; il l'honorait de toute son affection, et se l'était attaché de la manière la plus intime. Jusqu'à la mort de ce maître si profond et si habile, celui que nous pleurons fut son collaborateur et son ami. Certes, comme l'a hautement proclamé M. le docteur Marchal: « Dire que M. Lahalle fut l'ami et le collaborateur du

(1) Discours prononcé le 8 mai 1843, aux funérailles de M. Lahalle.

» grand Bichat, c'est assez faire l'éloge de son savoir » et pressentir la gloire qui lui était réservée. »

Vint l'époque où il devait recevoir le doctorat. Il en était digne par ses connaissances, par ses travaux et par ses talents incontestables; mais il s'y prépara encore avec une ardeur nouvelle. Sa thèse inaugurale eut pour objet l'*inflammation du système séreux*. Il en fit le texte d'une savante dissertation, où, en disciple reconnaissant, il exposa les idées de son illustre maître, « voulant par là rendre un dernier et public hommage à » la mémoire du grand homme qui avait dirigé ses pas, » et, quoique ce travail eût imposé des entraves à sa » spontanéité et l'eût obligé de s'effacer, interprète con- » vaincu, derrière les enseignements du maître, on y » découvre néanmoins l'empreinte de cet esprit d'analyse, » de cette logique, de ce jugement exquis qui lui pro- » mettaient les plus brillants succès, s'il se fût voué à » la médecine littéraire (1). »

Nous allons maintenant rencontrer le jeune praticien sur un théâtre plus modeste, mais où sa vie s'est écoulée tout entière dans l'exercice d'un dévoûment infatigable. C'est là qu'il a recueilli abondamment les témoignages de l'estime et de l'affection qui l'ont suivi jusqu'au dernier instant.

Après la mort de Bichat, il se hâta de terminer ses études médicales, il prit conseil de tous les maîtres

(1) Discours de M. Marchal.

de la science, et, fort de leur enseignement qu'il avait scrupuleusement médité, il revint au pays natal, à Vomécourt, où il se livra aussitôt à la pratique de son art. Son temps était consacré tout entier à visiter des malades, à faire des opérations chirurgicales, à compulser, à méditer les ouvrages des plus célèbres médecins. Il fréquentait, avec assiduité, ses confrères du voisinage, et il aimait également à les réunir pour conférer ensemble sur les observations qu'il recueillait. Parmi ces estimables collègues, il en est que la mort nous a déjà ravis (1); d'autres, survivent, comme les savants et honorables Deguerre et Mougeot. Tous ont proclamé souvent le jugement et la rare sagacité, les connaissances vastes et solides de leur condisciple. Nous avons recueilli nous-mêmes, de leur bouche, ces témoignages d'estime profonde. Ils sont la preuve de cette confraternité qui existait autrefois entre nos pères, et qui va en s'affaiblissant de jour en jour, en attendant qu'elle disparaisse complétement des habitudes médicales. Deux années s'écoulérent et la réputation du jeune docteur se répandit au loin; elle franchit les pays limitrophes et Laballe reçut des magistrats de Blâmont l'invitation solennelle de venir se fixer dans cette ville, qui lui préparait le plus favorable accueil. Il accepta une proposition si honorable pour lui, et, depuis ce moment, il n'a plus quitté sa patrie d'adoption.

(1) MM. Gaillardot, Thirria et Febvrel.

Ici, nous allons entrer dans un ordre de faits si nombreux et les détails se presseront tellement sous notre plume, que pour ne pas répéter des éloges, et pour rester dans les modestes limites d'une simple notice biographique, nous devrons nous borner à faire connaître succinctement le praticien habile, l'agronome expérimenté et le savant numismate, sans oublier les hautes qualités qu'on a remarquées en lui sous le point de vue de la famille et de la vie sociale. Nous ne voulons rien exagérer, mais en parcourant ces lignes rapides qui sont hélas! une faible expression de nos douleurs, on comprendra facilement le deuil public et les regrets qui ont marqué ses funérailles!

On l'a dit avec raison, ce serait une tâche immense de rappeler le nombre prodigieux de services qu'il a rendus comme médecin. Nous espérons que le souvenir de ses bienfaits ne s'éteindra pas dans nos contrées et alors il suffira de rappeler quelques-unes des circonstances qui peuvent justifier nos faibles éloges.

Ce qu'on a particulièrement remarqué dans cet honorable praticien, c'est l'infatigable dévouement avec lequel il n'a cessé de prodiguer les ressources de son art. Il était toujours prêt à voler au secours du malade, son zèle et sa générosité semblaient braver tous les temps. Pendant la nuit et durant les tempêtes les plus affreuses, nonobstant les rigueurs de l'hiver, il ne refusait jamais de visiter ceux qui faisaient un appel à la bonté de son cœur et à ses lumières. Arrivé à une position de fortune indépendante, il ne croyait pas que ce fût une raison de se livrer au repos ou de s'interdire au moins les courses lointaines et pénibles. Non, il obéissait au noble penchant de son âme compatissante ; il avait le même besoin de soulager les douleurs de l'humanité et continuait avec son exactitude ordinaire à consoler les infirmes et les mourants. Nous invoquerons ici le témoignage de nos concitoyens. N'est-il pas vrai, que déjà épuisé par ses horribles souffrances et sur le point de descendre dans la tombe, il se traînait près des malheureux qui réclamaient son expérience et ses talents ? Dans ces cruels moments où il s'affaissait lui-même sous le poids d'un mal incurable, il ne savait pas résister à la voix d'une douleur étrangère, et comme on l'a si bien exprimé : « il donnait alors les restes d'une existence usée et « dépensée tout entière au soulagement de l'humanité, « et faisait taire ses propres souffrances pour aller en « consoler d'autres (1). »

En assistant à ces luttes déchirantes où la maladie triomphait tous les jours d'une constitution vigoureuse, que le travail avait lentement consumée, les nombreux amis du médecin lui conseillaient de se ménager, de songer à lui et de rendre ses visites moins fréquentes. Il répondit qu'un soldat devait mourir sur la brèche. Toute sa carrière est fidèlement expliquée par ces belles paroles.

(1) Discours de M. Marchal.

On sait qu'après les désastres de nos armées en Allemagne, une terrible épidémie avait envahi la Lorraine ; les débris de nos régiments en arrivant sur le sol de la patrie, apportaient avec eux un poison destructeur, le typhus, qui décimait cruellement les populations. A cette époque de deuil et de larmes, on vit se déployer d'une manière admirable le sublime dévouement de l'infatigable Lahalle. Toujours à son poste, il semblait se multiplier et ne quittait les salles des hôpitaux improvisés que pour visiter sans relâche les maisons particulières où la contagion frappait ses victimes. Epuisé par son ardeur, ses fatigues et ses veilles, il fut sur le point de succomber lui-même aux atteintes de cette affreuse maladie, mais le ciel écouta les vœux de ses amis ; il échappa comme par miracle à l'épidémie de 1813.

Ce ne fut point l'unique circonstance où il se montra ainsi prodigue de lui-même ; il serait facile de prouver qu'il exposa plusieurs fois sa vie pour le salut des autres. Nous confions ces traits de courage et de générosité à la mémoire de ceux qu'il a soulagés et qui lui en garderont, sans doute, une reconnaissance éternelle.

Dans l'exercice de sa noble profession, le docteur Lahalle ne faisait aucune distinction entre le riche et le pauvre. Si vous mettez à part les formes obséquieuses qui sont exigées par les convenances à l'égard de ceux que la fortune ou les dignités élèvent au-dessus des autres, l'honorable médecin accordait les mêmes soins, le même zèle et la même assiduité à l'indigent dans sa chaumière et à l'homme opulent dans un hôtel somptueux. Il ne voyait que les souffrances, et son vœu le plus cher était de les soulager, soit qu'elles fussent à demi cachées sous les haillons de la misère ou déguisées sous les vêtements les plus magnifiques. Il faisait plus encore, et on nous saura gré de signaler en passant une autre particularité de cette belle vie, c'est que pour lui le conseil de la science ne suffisait pas au chevet du malheureux, il épuisait encore sa bourse et donnait largement pour faciliter l'achat des remèdes et hâter la guérison de ses pauvres malades Il nous est bien doux de l'exprimer ici, nous penserons toujours avec la plus vive émotion aux sanglots qui ont éclaté et aux larmes si abondantes que nous avons vues couler autour de sa tombe au moment où la terre allait couvrir ses dépouilles mortelles. Ces cris, ces regrets et ces pleurs venaient surtout des infortunés qu'il avait aidés généreusement dans leurs infirmités ou dans leur détresse. Quelle oraison funèbre peut valoir un pareil hommage de gratitude et d'affection !

La médecine était à ses yeux un art sublime qu'il ne faut pas dégrader par de misérables questions d'intérêt. C'était une source de bienfaits et un moyen de réparer les nombreuses misères de l'humanité. Il s'y livrait alors avec une attention, une délicatesse de sentiments, une vigilance continuelle qui attestaient ses convictions, il n'oubliait rien de ce qui pouvait contribuer aux progrès de la science et montrer à chacun le respect qu'il a toujours conservé pour une profession dont l'influence est si haute sur les destinées de la vie. Homme de réflexion et d'expérience, il ne hasardait aucune tentative, aucune parole sans avoir mûrement pesé les conséquences des prescriptions qu'il allait faire. Il semblait hésiter, non-seulement dans les cas difficiles, mais dans la pratique ordinaire, et il examinait longtemps avant de prendre un parti décisif: cette réserve lui fut inspirée jusqu'au dernier instant, par la sévère probité d'une conscience qui savait honorer les souffances du pauvre comme celles du riche.

On se tromperait néanmoins si l'on pensait que ce médecin prudent fut muet près du lit de la douleur. Personne au contraire n'a jamais porté plus loin que lui cette aménité de langage, cette gaité communicative et cette exquise douceur de formes qui agissent puissamment sur l'esprit des malades. Il savoit rappeler par ses encouragements la patience qui s'échappait ; il rendait l'espérance et l'énergie aux âmes les plus abattues, et on a remarqué souvent que sa présence opérait une réaction salutaire sur l'imagination de ceux qu'il visitait. « Il y avait tant de puissance, de conviction dans ses pa» roles, toujours gaies, consolantes, qu'il avait souvent » produit par elles dans certains cas un effet aussi heureux » que par l'emploi des moyens qu'il avait conseillés. » Cette puissance morale est un trésor dans un médecin, on peut y arriver difficilement soi-même ; c'est un don de la nature ; c'est l'expression des plus belles qualités du cœur, et sous ce rapport, Lahalle était magnifiquement doué.

On comprend alors l'immense popularité et la célébrité médicale qu'il avait obtenues dans nos contrées. Depuis son installation à Blâmont jusqu'à sa mort, il a joui de la confiance du pays, et ses décisions, toujours fondées sur la raison et l'expérience, ont été reçues comme autant d'oracles. On venait le consulter des extrémités de la Lorraine, et il n'était pas rare de lui voir entreprendre des voyages lointains pour obéir à la voix d'un malade qui l'appelait comme une dernière espérance. Les autres médecins de nos contrées, aux lumières desquels nous sommes heureux de rendre un juste hommage, se faisaient un devoir d'invoquer son concours dans un grand nombre de circonstances. Il était toujours prêt à les aider sans arrière-pensée et sans prétention d'aucun genre. Nous citerons, à cette occasion, les touchantes paroles de notre ami, le docteur Marchal de Lorquin : « Et nous qui, dans certains cas difficiles, » avons eu recours à ses lumières, et qu'il a toujours » honoré d'une affection particulière, nous ne nous » rappellerons jamais, sans la plus vive émotion, la » bonté avec laquelle il nous donnait ses conseils, fruits » d'une si longue expérience, nous nous faisons un » devoir de lui en témoigner publiquement ici notre » reconnaissance. »

Après ce que nous avons raconté de ses années studieuses, de ses nombreux succès, on reconnait qu'il avait acquis les connaissances médicales dans un degré peu commun, et que sa place devrait être marquée parmi les docteurs les plus renommés. Si, maintenant, vous comptez les preuves de dévouement dont sa vie est remplie, son zèle, son assiduité constante à la pratique de son art, la générosité de ses soins à l'égard de l'indigent, la rigidité, nous dirions presque la timidité de sa conscience, pour juger et traiter les maladies, la douceur, la gaîté, l'urbanité de ses manières, sa charité prodigue envers les malheureux, on ne sera pas étonné de la vogue générale qui lui a été accordée, et on concluera, sans crainte, avec un de ses honorables confrères : « Qu'il » est donné à peu de médecins d'obtenir une réputation » aussi pure et aussi belle que la sienne. »

Vous demanderez, maintenant, quelle influence il a exercée sous le point de vue social ?

Il n'a jamais rempli de fonctions magistrales à Blâmont, et cependant il a siégé pendant de longues années au conseil municipal de cette ville. Entouré de l'estime publique, il n'émettait jamais que des opinions sages et des votes consciencieux. Dans l'intérêt de sa patrie adoptive, il s'est quelquefois dévoué avec la même générosité que dans sa profession médicale. On nous permettra de citer un fait qu'il est bon de conserver.

A l'époque où nos contrées étaient envahies par les armées étrangères, les partisans dépouillèrent un officier russe à une demi-lieue de Blâmont. Le général qui commandait la province, imposa la ville tout entière pour une somme assez considérable. Il était difficile de trouver cet argent dans une bourgade ruinée par les malheurs de la guerre. Alors, MM. Lafrogne père, Bathelot et Lahalle se rendirent à Nancy pour intercéder en faveur de leurs concitoyens. Mais ils furent détenus comme prisonniers, jusqu'à l'entier payement de l'amende qui avait été fixée, et ce fut en empruntant eux-mêmes cette somme, à leurs risques et périls, que ces trois hommes généreux sauvèrent la ville du pillage dont elle était menacée.

La France était plongée dans un abime de misères et de désolation ; mais la Lorraine se voyait particulièrement écrasée. Son territoire était continuellement foulé sous les pas des innombrables légions des puissances de l'Allemagne et du Nord, parce qu'elle se trouvait sur le chemin de la capitale. Il arrivait souvent que Blâmont ne pouvant plus fournir les subsides qui étaient impérieusement demandés, était exposé sans défense à la colère et à la vengeance des soldats ennemis.

Dans ces cruelles circonstances, que faisait le zélé citoyen ? Il parcourait les campagnes à cheval, et, malgré la détresse de nos villages, il obtenait encore, par la douce persuasion de son langage, les secours qui étaient nécessaires, et il épargnait ainsi à la ville de nouvelles calamités.

Appelé au conseil d'arrondissement, il soutint, avec son dévoûment habituel, les vrais intérêts du canton qu'il était chargé de représenter. Une route était en projet pour unir Dieuze à Rambervillers. On flottait indécis, et les opinions variaient sur la direction la plus utile qu'il convenait de lui donner. Blâmont était menacé de perdre une voie de communication aussi précieuse. Mais son représentant voulut assurer son triomphe ; il envoya à M. l'ingénieur en chef un mémoire, où les raisons de son opinion étaient appuyées sur des motifs tellement péremptoires qu'il fut impossible d'y opposer aucune objection sérieuse. La direction par Blâmont fut adoptée, et cette ville est devenue le point central d'une route qui va donner au pays de nouveaux moyens de prospérité.

L'habile médecin, le mandataire zélé et consciencieux des intérêts populaires, était aussi un agronome instruit, un ardent propagateur des méthodes et des découvertes qui sont dues aux progrés de l'économie rurale. Il ne s'est pas contenté de réaliser dans ses propriétés les heureuses tentatives essayées sur d'autres points de la France ; il a tenté lui-même des expériences qui ont été un bienfait pour les agriculteurs de nos contrées. Nous citerons en particulier ses recherches, ses efforts pour l'amélioration de la culture de la luzerne, pour l'introduction du sainfoin à deux coupes, etc. La pomme de terre avait attiré particulièrement son attention. Il avait curieusement étudié la meilleure culture qu'il est possible de donner à ce précieux tubercule. Et nous croyons qu'il avait réussi à lui procurer une qualité supérieure ; c'est du moins le témoignage que lui ont rendu les connaisseurs du pays. Persuadé que la vaine pâture est nuisible aux prairies et aux intérêts véritables des habitants des campagnes, il en invoquait la suppression; et c'est dans ce but qu'il a rédigé de savants mémoires adressés à plusieurs sociétés d'agriculture.

C'est encore lui qui a introduit le premier, dans nos contrées, l'usage de planter la vigne en lignes droites. Autrefois, on entassait les ceps sans aucun ordre, tandis que maintenant, on a généralement adopté sa méthode. Il a également, le premier, fait le vin sans renfoncer le raisin et en fermant hermétiquement la cuve. Ces travaux et ces procédés, qui ont marqué sa carrière agronomique, doivent suffire pour démontrer que la culture de nos contrées lui doit quelques-uns de ses progrès les plus sensibles et la plupart des améliorations qu'elle a obtenues. Nous avons encore d'autres faits à signaler pour justifier cette assertion.

Cet habile agronome fit l'acquisition d'un terrain considérable, peu fertile, en raison de la qualité du sol qui est calcaire et de l'action des eaux qui causaient fréquemment d'énormes ravages. Il entreprit de transformer ces champs stériles en une prairie de premier ordre. Il a réussi d'une manière si heureuse, que la société d'agriculture de Nancy lui a décerné le prix qui avait été proposé en 1832. On peut voir dans le curieux mémoire qu'il a fait à cette occasion, et qui a été publié dans le *Bon Cultivateur*, les peines inouïes et les frais immenses qu'il a dû supporter avant d'arriver au terme de ses utiles travaux. Il lui a fallu plusieurs années de persévérance dans sa lutte, contre la mauvaise nature et les accidents de sa propriété. Il a établi dans quatorze hectares, qui composent son domaine, un système d'irrigation, si habilement combiné, que ce terrain, autrefois improductif, est devenu maintenant une des meilleures prairies de la contrée. Son exemple a provoqué de nombreux essais du même genre. Les propriétaires ont compris qu'ils devaient aussi améliorer leurs prés, et, aujourd'hui, on trouve dans le voisinage de notre ville, les terrains les mieux arrosés et les plus fertiles du pays. C'est donc avec justice qu'il a pu se rendre le témoignage suivant, qui est consigné dans le *Bon Cultivateur* : « Je dois dire que je suis le premier, » à Blâmont, qui non-seulement ait établi un système » d'irrigation sur des prés, mais aussi qui ait converti » une série de champs en prés, susceptibles d'être ar- » rosés. Je dois dire encore que mon travail a excité » l'émulation, qu'on a créé à mon exemple une grande » quantité de prés, dont plusieurs sont de première qua- » lité, et qu'on a établi, depuis peu, plusieurs irrigations » bien ordonnées. »

Il a répété les mêmes tentatives dans ses prairies de Haute-Seille, et toujours avec un succès remarquable. Mais, à ses travaux, il a voulu joindre les conseils de l'expérience et du savoir; les recueils des sociétés d'agriculture ont reçu de lui plusieurs mémoires, qui attestent la lucidité, la sagesse de ses idées et la haute utilité de ses réformes dans l'économie rurale. Nous citerons entre autres le précieux travail qu'il a soumis au congrès scientifique de Metz, en 1837. Effrayé des tendances qui se manifestent dans les générations naissantes, il a cherché les moyens de diriger l'esprit et les études de la jeunesse vers l'agriculture. Ce mémoire, qui présente les vues les plus saines et les plus élevées, a obtenu tous les suffrages; il a été publié en entier dans les annales du congrès, et nous croyons qu'il sera toujours consulté avec fruit.

La tâche que lui imposait sa nombreuse clientèle et les améliorations qu'il essayait dans ses propriétés, eussent réellement suffi pour absorber toutes les heures d'une vie laborieuse; cependant, il se livrait encore dans son cabinet à des études particulières, dont nous allons parler, et il avait accepté la noble fonction de professeur d'agriculture à l'époque des conférences qui se donnaient aux instituteurs dans le chef-lieu du canton. Après avoir porté d'utiles conseils et des encouragements à ses malades, ou après d'autres travaux d'érudition, il aimait à monter dans l'humble chaire, où il expliquait avec la précision, la netteté, la douce persuasion de son langage, les méthodes les plus sûres de l'économie rurale et les secrets des sciences naturelles qu'il avait cultivées avec tant de plaisir. Il est à regretter que des obstacles de plus d'un genre l'aient empêché de faire tout le bien qu'il se proposait dans ses leçons élémentaires. Il lui restera au moins la gloire de n'avoir négligé aucune occasion de se rendre utile, même au prix de son repos, et en sacrifiant d'autres occupations qu'il affectionnait.

Les sociétés d'agriculture du pays s'étaient associé l'agronome de Blâmont depuis longues années. Celle de Sarrebourg l'avait placé parmi ses membres en 1822 ; celle de Lunéville, presque à la même époque, et la société centrale de Nancy, l'avaient adopté comme titulaire, après la publication de son mémoire sur l'*irrigation.* Déjà le conseil général d'agriculture l'avait choisi pour son correspondant, au moment où il venait de se fixer à Blâmont. Après la promulgation de la loi si utile et si morale sur le travail des enfants dans les manufactures, il avait été nommé inspecteur pour le canton ; mais la mort est venue l'empêcher de remplir des fonctions qui allaient bien à son cœur, et où il aurait apporté cette élévation de pensées et cette droiture de conscience qu'on a toujours admirées en lui.

Nous avons dit qu'à côté du praticien et de l'agriculteur, il y avait aussi l'homme de cabinet. En effet, il avait reçu en partage une mémoire prodigieuse, qui lui permettait de recueillir tous les trésors de l'érudition ; il avait retenu les plus beaux passages de nos poëtes et de nos prosateurs. On éprouvait une véritable surprise en écoutant les innombrables fragments qu'il récitait avec une facilité et une abondance inépuisables. Il n'y avait pas un mot, pour ainsi dire, sur lequel il ne fût en état de faire, sur-le-champ, une citation particulière. Nous pouvons affirmer que, pendant les huit ans que nous avons vécu ensemble, nous ne l'avons pas entendu se répéter deux fois, lors même que la conversation ramenait les mêmes questions (1).

Sans avoir étudié les principes des langues allemande et italienne, il était parvenu à traduire, avec succés, quelques passages des meilleurs écrivains de chacun de ces idiomes. Il avait orné son esprit de pensées remarquables ou de morceaux de poésie empruntés aux chefs-d'œuvre des écrivains étrangers les plus célèbres. Il avait acquis une prononciation tellement naturelle, en citant les auteurs allemands et italiens, que les nationaux eux-mêmes étaient persuadés qu'il avait toujours parlé leur propre langage. Son véritable secret pour acquérir ces connaissances variées, était de ne rester jamais un seul instant sans faire quelque chose qui tournât au profit de son intelligence. Dans ses voyages et dans ses moindres excursions pour visiter ses malades, il avait toujours avec lui un livre ou une brochure utile. Son principe était de ne pas remettre au lendemain ce qui pouvait être fait ou appris la veille. Il dormait peu, et, malgré les fatigues du jour, il semblait se délasser en étudiant.

(1) Il rencontra un homme qui passe, avec raison, pour avoir acquis une instruction variée et solide. Après quelques instants de conversation, Laballe crut devoir établir son opinion en apportant une autorité imposante. Le savant répondit par une citation analogue. Laballe se hâta de riposter par d'autres passages de nos auteurs ; il s'établit alors une sorte de défi et ce fut comme un feu roulant de prose et de vers; mais le savant ne tarda pas à s'avouer vaincu.

Depuis quelques années, il avait formé une collection de monnaies anciennes, où les médailles de Lorraine sont représentées en grand nombre. Elles sont généralement d'une haute valeur, sous le point de vue de la science. Après s'être mis en rapport avec les plus célèbres numismates, il conclut des échanges précieux, et conserva jusqu'à sa mort les honorables et douces relations qu'il avait commencées avec nos savants antiquaires. La numismatique faisait réellement ses délices; dans la dernière période de son existence, il avait formé un des cabinets les plus curieux du pays, et on conçoit alors qu'il aima à lui consacrer les instants de liberté dont il pouvait jouir.

Mais avant de déchiffrer et coordonner les médailles des anciens peuples, il avait étudié les origines de la contrée; c'est lui qui a fourni la notice sur Blâmont, qui a paru dans la statistique publiée en 1822.

Ces détails que nous esquissons rapidement, nous paraissent démontrer que les titres de cet homme laborieux à une science étendue et positive, sont désormais incontestables; nous pouvons alors affirmer avec son estimable collègue, qu'il était profondément versé dans les sciences naturelles et dans l'archéologie, que ses rapports avec les illustrations scientifiques et les preuves nombreuses qu'il a données de son érudition, témoignent suffisamment qu'il pouvait occuper une place distinguée dans le rang des hommes remarquables par l'éminence de leur savoir.

Il nous reste à le considérer dans sa vie privée; et c'est avec une émotion profonde que nous allons tracer les dernières lignes de cette biographie. Nous ne rencontrons sous notre plume aucune expression qui puisse dignement retracer les charmes et la douceur d'une intimité qui nous a rendu heureux et qui laisse aujourd'hui un vide affreux dans notre existence.

Le talent du médecin, la douceur, la charité, la générosité n'étaient pas les seules qualités qui le faisaient remarquer, il était excellent époux et bon père. Cet hommage est justement mérité, car il a rempli avec dévouement, tendresse et cordialité, les sublimes devoirs de la famille et de la paternité. Le nuage le plus léger n'est jamais venu troubler la paix et la sérénité de son bonheur domestique. Il était digne de trouver dans sa maison et près de ceux qu'il affectionnait le plus ici-bas, les consolations et les joies qu'il savait répandre au dehors jusque sur le lit de l'indigent.

Nous ne voulons pas insister davantage sur des circonstances honorables pour son caractère, mais qui nous regardent seuls ! La douleur qui nous poursuit depuis que nous l'avons perdu; le deuil où notre âme est plongée et les pleurs qui viennent mouiller ces pages au moment où nous invoquons des souvenirs amers et précieux à la fois, tout enfin nous dit que nous ne pourrons plus trouver la pure félicité que cet excellent père nous a donnée si largement par les éminentes qualités de son esprit et de son cœur.

On conçoit que possédant à un haut degré les vertus domestiques, il a dû être également fidèle aux saintes lois de l'amitié. En effet il a toujours été regardé comme un ami sûr, à l'épreuve de la bonne et de la mauvaise fortune. Il a conservé jusqu'au dernier instant les relations intimes qu'il avait commencées dans sa jeunesse, avec les hommes les plus estimables du pays; et les témoignages d'affection et de regrets qu'ils paient encore à sa mémoire, seront toujours son plus bel éloge. Nous apporterons comme preuves incontestables les touchants adieux qui ont été prononcés au milieu des sanglots et des larmes par l'honorable M. Vaultrin, juge de paix, et les autres discours si bienveillants qui ont été publiés et dont nous garderons le souvenir avec la plus vive reconnaissance (1).

Toutefois, on se tromperait, si on croyait que la nature de celui, dont nous essayons de rappeler les qualités et les vertus, fût expansive et portée à d'affectueuses démonstrations. Non. Il se montrait au contraire calme et réservé, son abord était froid, sa parole rare, lorsqu'il se trouvait avec des personnes qui ne lui étaient pas familièrement connues. Avant de se livrer, il examinait avec soin, les hommes, les discours et les actes ; quand

(1) Voir les paroles si éloquentes, si profondément touchantes de M. Gérard, ancien maire de Blâmont et depuis 40 ans l'ami de M. Laballe. Voir aussi le discours du docteur Marchal que nous avons souvent cité. Nous regrettons que celui prononcé par M. Vaultrin n'ait pas été publié, il est digne des éloges qu'il a obtenus.

il n'était résulté de cette étude rien que de conforme à ses goûts et à sa probité sévère, il donnait alors un libre cours à la bonté de son cœur, à sa conversation toujours instructive, toujours intéressante et utile. « Il apportait dans « le choix d'un ami, cette sage réserve, cette prudence « rare, qui n'appartient qu'à celui qui a parfaitement « étudié le cœur humain ; elle aurait pu paraître de la « froideur à ceux qui le voyant pour la première fois, ne « connaissaient pas encore la bonté de son caractère (1). »

Nous avons parlé des largesses du généreux Lahalle, dans la pratique de son art et des secours qu'il se plaisait à donner à ses pauvres clients. Mais une circonstance que nous rappellerons avec joie, c'est qu'il voulait que ses œuvres de charité demeurassent cachées dans le secret du silence. « Combien de fois son cœur ne saignait-il pas à la vue du dénuement de certaines familles; « très-souvent alors sa bourse venait au secours de ses « pauvres malades, et ce qui donnait encore plus de prix « à ses libéralités, c'est qu'il voulait qu'elles restassent « secrètes. Il faisait le bien pour le plaisir de le faire et « il en trouvait la récompense dans cette satisfaction in- « térieure, ce contentement de soi-même, que l'homme « de bien éprouve toujours après avoir fait une bonne « action (2). »

Au reste s'il nous est permis de le dire, ses dons et ses

(1) Discours de M. Marchal.

(2) Même discours.

aumônes ne se bornaient pas aux secours qu'il pouvait distribuer à ses malades ; sa maison elle-même a toujours été un asile ouvert à tous ceux qui avaient besoin de lui; et le pauvre qui venait frapper à sa porte était sûr d'y trouver une largesse plus ou moins abondante. Jamais le malheureux n'a essuyé un refus.

Ce sont là des actions dont le souvenir consolateur nous enorgueillit et nous paraît mille fois préférable aux plus beaux triomphes du génie et de la science humaine. Avec quel sentiment de bonheur nous les rappelons aujourd'hui, pour faire dignement connaître l'homme honorable que nous avons perdu et pour fixer éternellement dans nos cœurs l'affection et l'estime qui s'attachent à sa mémoire.

La bonté, la générosité, les manières douces et affables de ce philantrope, ses actes multipliés de charité, nous donnent le secret des sympathies générales qu'il s'était acquises dans la ville de Blâmont et dans le pays tout entier. On en vit une preuve mémorable à l'époque où, atteint d'une maladie sérieuse, il fut obligé d'interrompre le cours de ses visites. Le bruit se répandit que sa vie était en danger et qu'il ne restait plus d'espérance. Alors on fut témoin d'un admirable spectacle. Les habitants accoururent en foule aux pieds des autels, sans distinction de culte et de croyance ; ils ne cessèrent d'offrir les vœux les plus ardents au suprême arbitre de nos destinées jusqu'à ce que l'intéressant malade fût entré en convalescence. Des témoignages aussi touchants d'affection et de reconnaissance, durent laisser dans son cœur une impression délicieuse. Il aimait à invoquer ce souvenir et y trouvait la plus douce jouissance ainsi que les plus nobles encouragements pour continuer la ligne de vie, dans laquelle il avait marché jusqu'alors aux applaudissements de ses concitoyens ! Nous ne saurions oublier ici les éloquentes paroles qu'un fait aussi glorieux a inspirées à M. le docteur Marchal. « Il y a plusieurs années qu'une crise » violente s'étant déclarée, on crut le perdre. Ce fut à » cette époque que M. Laballe reçut de vous le témoi» gnage le plus touchant de sympathie et de reconnais» sance. Vous tous, habitants de cette ville ! êtes accou» rus dans les temples vous prosterner aux pieds des autels. » Tous les cultes se sont unis et confondus en une seule » et même pensée, en réclamant de l'Être suprême, du » grand médecin, le rétablissement de cette précieuse » santé qui serait le salut de tant d'autres. »

Mais l'heure fatale était marquée, elle approchait d'un vol rapide. Depuis quelques années, celui qui savait si merveilleusement apaiser les souffrances de ses semblables, avait ressenti les premières douleurs d'une maladie atroce et à peu près sans remède : la Gravelle! Aussi le cœur était douloureusement oppressé quand on le voyait s'affaisser chaque jour sous le poids de ses tortures. Son visage était sillonné par les traces d'une précoce décrépitude ; sa démarche était pénible, embarrassée ; il respirait dans sa personne un air d'accablement, de prostration et de souffrance, qui annonçait une fin prochaine et inévitable. Dans cette cruelle position, il cherchait encore à soulager les infirmités des autres, mais il ne se faisait pas illusion sur la catastrophe dont il était menacé. Quand ses amis, justement alarmés d'une décomposition dont les progrès devenaient chaque jour plus visibles, lui demandaient des nouvelles plus rassurantes de sa santé et l'engageaient à prendre quelque repos, il leur répondait: « Ce n'est plus la peine ; voici le commencement de la fin. »

En effet, avec les premiers jours de l'année 1843, il ne fit que s'affaiblir graduellement et le retour du printemps, qui nous avait permis de croire à une crise favorable, ne lui apporta ni soulagement, ni espérance. Bientôt succombant aux intolérables douleurs qui le consumaient, il s'alita pour ne plus se relever. Au milieu des angoisses inexprimables qui marquèrent la dernière période de son existence, il entrevit le terme fatal avec la résignation du chrétien, le calme du sage. Un homme qui avait toujours placé le devoir avant tout, ne pouvait manquer d'appeler à son aide, les secours d'une religion qui a des consolations pour toutes les misères et qui nous fait entrevoir l'immortalité jusque dans les ombres du trépas. C'est dans ce moment suprême, que sa belle âme trouva le secret de perpétuer le bien qu'il avait toujours réalisé selon ses forces. « Croyant n'avoir déjà pas assez » fait, il a voulu se survivre à lui-même par un nouvel » acte de bienfaisance, en dotant cette ville d'un fonds de » stipende pour soins à donner aux indigents afin de

» pouvoir même après qu'il ne serait plus, concourir » encore au bien-être des pauvres malades, auxquels il » s'était si généreusement dévoué.» Outre ce don, le bienfaisant testateur a encore légué à Vomécourt une somme assez considérable pour entretenir une sœur chargée de l'enseignement des filles qui désormais doivent être séparées des garçons. Certes, il s'est assuré par là, une reconnaissance qui ne s'éteindra jamais. Il était difficile, on l'avouera, de faire ses adieux à la vie d'une manière plus noble et plus généreuse; il fermait ainsi magnifiquement une carrière de bonnes œuvres.

Cependant le péril grandissait et les souffrances étaient réellement atroces. La douleur lui arrachait parfois des plaintes qui n'allaient pas jusqu'au murmure et qu'il parvenait à maîtriser avec un courage admirable. C'est alors qu'il rappelait dans sa mémoire quelques-unes des fables de Lafontaine, et qu'il répétait à haute voix et sans hésiter ces délicieux récits qui trompaient un instant ses douleurs.

Mais la lutte ne pouvait se prolonger. Epuisé, déchiré par ses tortures, il tomba dans une longue et cruelle agonie qui l'enleva à nos affections et à nos regrets, le 6 mai 1843.

Telle fut la fin d'un homme que les qualités de son esprit, sa vaste érudition, sa capacité en médecine, ses succès comme agriculteur et comme citoyen, la bonté de son caractère, ses bienfaits nombreux, le charme et l'affabilité de ses manières, en un mot toutes les vertus publiques et privées doivent recommander à l'estime et à l'affection du pays. Sa vie, consacrée au soulagement et au bien-être de l'humanité, ne lui a pas permis de composer des écrits étendus. Ceux qu'il nous a laissés démontrent suffisamment la réalité de son savoir et l'élévation de ses idées.

Puissions-nous mériter que cette faible notice aide encore à perpétuer dans les cœurs les sentiments d'estime profonde et d'attachement que cet homme vertueux avait recueillis abondamment pendant sa vie ! Puissions-nous avoir payé à sa mémoire un hommage digne de lui ! Puissions-nous enfin avoir présenté, sans les affaiblir, les nobles traits que ses amis ont gravés dans leur souvenir. Aprés un silence trop long au gré de nos vœux, nous déposons aujourd'hui sur sa tombe, un faible tribut de notre tendresse filiale et l'expression d'une douleur qui ne s'éteindra qu'au dernier soupir.

O toi ! qui durant une période de dix-huit ans, passés, hélas ! comme un songe éphémère, as toujours été pour moi un pére et un ami, reçois l'hommage de ma reconnaissance, de mes regrets et d'une affection que le temps ne pourra jamais affaiblir. En célébrant tes mérites et tes vertus, je suis resté sans doute au-dessous du modèle que j'ai voulu peindre ; mais tu excuseras ma faiblesse, et tes amis me sauront gré des efforts que j'ai tentés pour glorifier ta mémoire. Tu as reçu la suprême récompense de tes bonnes œuvres ; mais tu veilleras sur nous, comme nous continuerons à te bénir jusqu'au jour de l'éternelle réunion.

DISCOURS

PRONONCÉS AUX FUNÉRAILLES

DE

J. B. LAHALLE,

DOCTEUR EN MÉDECINE.

Nous croyons faire plaisir aux nombreux amis de M. LAHALLE, *en publiant les trois discours qui ont été prononcés sur sa tombe le jour de ses funérailles. Nous devons cet hommage de gratitude aux honorables citoyens qui ont bien voulu exprimer publiquement leur affection et leurs regrets. Nous les prions de recevoir ici le témoignage de notre vive reconnaissance.*

DISCOURS

PRONONCÉS AUX FUNÉRAILLES

DE

J. B. LAHALLE,

DOCTEUR EN MÉDECINE.

Discours prononcé par M. GÉRARD, *ancien Maire de Blâmont, sur la tombe du docteur* LAHALLE.

« Pleurons, mes amis, pleurons la perte immense, irréparable. que nous éprouvons tous aujourd'hui. L'homme honorable, éminent par la science et le dévouement, qui vient de descendre dans la tombe, mérite à justes titres tous nos regrets ; qui en fut plus digne en effet, que celui qui, entouré de l'estime, de la confiance et de la considération générale, bien et dûment acquises, consacra sa vie tout entière au soulagement de ses semblables ? je dis de ses semblables, car le pauvre comme le riche eut toujours une part égale à sa bienveillance, à ses douces consolations et aux ressources de son art. Jamais on ne le réclamait en vain la nuit, le jour, à la campagne comme à la ville ; il courait avec empressement partout où il pouvait être utile, s'oubliant lui-même pour ne penser qu'aux autres, et se créant ainsi une fin prématurée, par son grand zèle et son dévouement.

Adieu, mon cher Lahalle, mon ancien et constant ami ! reçois ici l'expression sincère de notre vive et éternelle reconnaissance.

O nous tous qui entourons son cercueil, unissons nos vœux, mes amis, adressons-les avec ferveur au Tout-Puissant, pour qu'il daigne en sa miséricorde, recevoir celui que nous pleurons, au sein des justes, en récompense de ses vertus. »

Discours prononcé par M. VAULTRIN, *Juge de paix, sur la tombe du docteur* LAHALLE.

Et moi aussi, Messieurs, j'éprouve le besoin de venir jeter quelques fleurs sur la tombe encore entr'ouverte de l'homme respectable que nous pleurons tous. Ce sont nos derniers adieux, mais ce n'est ni notre dernier souvenir ni nos derniers regrets, car sa mémoire vivra longtemps au milieu de nous.

C'est une grande et noble mission que celle d'un médecin, M. Lahalle l'avait comprise dans toute son étendue, dans tout son honneur, dans toute sa sainteté :

Il fut pendant 40 ans la providence des malheureux de cette ville ; pauvres et riches, tous comptaient sur ses lumières, sur sa science profonde, et tous aussi comptaient sur la bonté de son cœur. Il était le consolateur des uns et le bienfaiteur des autres, il avait du dévouement pour tous ; d'ailleurs les larmes et le deuil de la population tout entière qui se presse ici, vous disent bien mieux que moi ses vertus et ses mérites.

Il y aurait encore beaucoup à dire, je laisse à d'autres l'éloquence, mon cœur seul a parlé.

Oui, Messieurs, c'était une belle vie que la sienne, espérons que là-haut il reçoit la récompense de tout le bien qu'il a fait.

Puisse la famille de celui que nous pleurons, trouver quelque adoucissement à sa profonde douleur dans nos vives sympathies et dans la sincérité de nos regrets.

Discours prononcé par M. le docteur MARCHAL, *de Lorquin, sur la tombe du docteur* LAHALLE.

Qu'il me soit permis d'apporter aussi mon tribut de larmes et de regrets, sur la tombe de l'honorable citoyen, du savant distingué, de l'estimable confrère auquel nous rendons aujourd'hui les derniers devoirs; et d'offrir en même temps, à sa mémoire, un dernier hommage, en vous citant quelques traits de cette existence si belle et si remplie.

Ne dirait-on pas, Messieurs, en voyant cet immense concours de citoyens venus de toutes parts, tristes et recueillis; ces paupières mouillées de larmes, l'expression d'une si profonde douleur répandue sur tous les visages; en entendant ces sanglots qui s'échappent de toutes les poitrines, qu'un deuil général, qu'une calamité publique soient venus fondre sur cette ville et sur cette contrée. Hélas! oui, Messieurs, cela n'est que trop vrai; la mort de celui que nous pleurons aujourd'hui, la perte de M. Lahalle entraîne un deuil général et doit être regardée comme une calamité publique; et ne semble-t-il pas en effet que chacun de nous se trouve frappé dans ses plus chères affections et perde en lui, un ami, un bienfaiteur.

Jean-Baptiste Lahalle, docteur en médecine, membre du conseil d'arrondissement, et de la société d'agriculture de Nancy, naquit à Vomécourt, près de Rambervillers, département des Vosges, en 1776, d'une famille honorable et estimée. Dès ses jeunes années, il laissa déjà paraître cet esprit d'observation, ce jugement sûr et cette belle mémoire qui devaient plus tard le servir si heureusement dans la carrière honorable qu'il a parcourue d'une manière si brillante. Dans ses études littéraires il se distingua par sa sagacité et ses rapides progrès; enfin, après les avoir terminées, il renonça à l'école polytechnique où il était admis; car il avait consulté sa vocation qui l'entraînait vers un art uniquement consacré au soulagement de l'humanité. Il commença ses études médicales à Strasbourg, partagea plus tard les dangers et la gloire des armées françaises auxquelles il fut attaché en qualité de chirurgien militaire, à Marengo et dans la glorieuse campagne d'Italie ; il revint ensuite à Paris, où il se fit bientôt remarquer dans la foule des élèves par son amour de l'étude, sa facilité dans le travail et la rectitude de son jugement. A cette époque se trouvait, à l'école de Paris, un jeune professeur d'un rare génie et d'un vaste savoir, et qui, avant trente ans, avant l'âge où le plus grand nombre des savants ont à peine échelonné leurs travaux dans l'avenir, avait conçu et achevé plusieurs chefs-d'œuvre dont un seul eût suffi pour l'immortaliser. Cet homme était Bichat, l'illustre auteur du Traité d'Anatomie générale et des Recherches Physiologiques sur la vie et la mort ; l'une des plus belles gloires de la médecine française et dont le monde savant pleure encore la mort prématurée. Bichat, si habile à reconnaître les talents, avait su bientôt apprécier ceux de son jeune élève, aussi en fit-il son ami et son collaborateur. Vous dire, Messieurs, que M. Lahalle fut l'ami du grand Bichat et son collaborateur dans ses immortels ouvrages, c'est assez vous dire quel brillant avenir se préparait pour lui sous le patronage d'un si habile maître. Bichat, qui fondait sur son disciple ses plus belles espérances, le destinait à l'enseignement, et si la mort de ce professeur n'eût pas traversé ce dessein, la carrière de M. Lahalle eût pris une autre direction ; et l'Académie royale de médecine et la première Faculté de France eussent, sans doute, compté dans leur sein, une célébrité de plus, ou la science un interprète de plus.

Dans sa thèse inaugurale sur les membranes, M. Lahalle, en disciple reconnaissant, exposa les idées de son illustre maître, voulant par là rendre un dernier et public hommage à la mémoire du grand homme qui avait dirigé ses pas. Et quoique ce travail eût imposé des entraves à sa spontanéité, et l'eût obligé de s'effacer, interprète convaincu derrière les enseignements du maître, on y découvre néanmoins l'empreinte de cet esprit d'analyse, de cette logique, de ce jugement exquis qui lui promettait les plus brillants succès, s'il se fût voué à la médecine littéraire.

Après la mort de Bichat, qui arriva en 1802, M. Laballe s'empressa de terminer ses études, quitta Paris et ne tarda pas à venir se fixer dans cette ville. C'est ici, Messieurs, que commence pour lui la carrière, sinon la plus retentissante, au moins la plus honorable : au lieu de briller dans la haute sphère de la science, d'être son oracle comme professeur, M. Laballe qui était de ces hommes d'élite, capable de prendre rang parmi les illustrations de la Capitale, a préféré s'enfoncer dans l'obscurité de la province pour y répandre avec moins d'éclat les bienfaits de son art. Je n'essaierai pas de rappeler ici le nombre prodigieux de services qu'il a rendus comme médecin, ni de ceux qui découlaient de son bon caractère et de sa générosité, ce serait une tâche immense et au-dessus de mes forces ; d'ailleurs vous les connaissez, Messieurs, vous savez tous quel dévouement, quel désintéressement il apportait dans la pratique de la médecine qu'il était si digne d'exercer, notamment lors de l'épidémie meurtrière de 1812, où il fit preuve du plus noble et du plus sublime dévouement; accourant près du pauvre avec autant d'empressement que près du riche, pendant la nuit comme pendant le jour ; ne se laissant rebuter ni par les distances à franchir ni par les mauvais temps : apporter du soulagement aux douleurs humaines était une sorte de besoin pour lui, c'était son plus grand bonheur ; aussi l'avez-vous vu jouir à juste titre, pendant près de quarante années, de la confiance de tout le pays, d'une popularité peu commune et d'une réputation étendue qu'il est donné à peu de médecins d'obtenir. Vous vous rappelez avec quelle douceur, quelle aménité il abordait ses malades ; avec quel talent il savait soutenir leur courage et leur faire supporter patiemment les angoisses de la maladie ; combien il y avait de puissance, de conviction dans ses paroles toujours gaies, consolantes, de telle sorte que souvent sa seule présence, dans certains cas, avait produit un effet presque aussi salutaire que l'emploi des moyens qu'il avait conseillés.

Sa charité surtout était admirable ; combien de fois après avoir donné ses soins à l'indigent, après l'avoir rassuré par ses paroles douces et affectueuses, son cœur ne saignait-il pas à la vue du dénuement de certaines familles : très-souvent alors sa bourse venait au secours de ses pauvres malades, et ce qui donnait encore plus de prix à ses libéralités, c'est qu'il voulait qu'elles restassent secrètes ; il faisait le bien pour le plaisir de le faire et en trouvait la récompense dans cette satisfaction intérieure, ce contentement de soi-même que l'homme de bien éprouve toujours après avoir fait une bonne action.

L'amitié, la générosité ont aussi été de belles qualités chez M. Lahalle, il était impossible, une fois qu'on le connaissait, de résister à ses manières douces, affectueuses, entraînantes, et de ne pas l'aimer. Mais avant que de se livrer, il apportait dans le choix d'un ami cette sage réserve, cette prudence rare qui n'appartient qu'à celui qui a parfaitement étudié le cœur humain, et qui aurait pu paraître de la froideur à ceux qui le voyant pour la première fois ne connaissaient pas encore la bonté de son caractère. Et nous, qui dans certains cas difficiles, avons eu recours à ses lumières et qu'il a toujours honorés d'une affection particulière, nous ne nous rappellerons jamais, sans la plus vive émotion, la bonté avec laquelle il nous donnait ses conseils découlant d'une si longue expérience ; nous nous faisons un devoir de lui en témoigner publiquement ici notre reconnaissance.

Le talent du médecin, la douceur, la charité, la générosité n'étaient pas les seules qualités de M. Lahalle, il était excellent époux et bon père ; il était bon citoyen ; combien de fois ne s'est-il pas employé à l'intérêt général, et par de savants mémoires n'a-t-il pas demandé et obtenu pour ce pays des améliorations importantes qui dureront longtemps et perpétueront son souvenir ? Il était aussi profondément versé dans les sciences naturelles et l'archéologie. Vous connaissez tous, Messieurs, la précieuse collection de médailles qu'il a su coordonner ; les fréquentes relations qu'il entretenait avec les illustrations scientifiques de tout le pays.

Mais, Messieurs, une vie trop active use promptement les forces physiques ; il était facile de prévoir que cette activité incessante de M. Lahalle, le peu de soins qu'il prenait de lui-même, le travail continuel de cabinet, ses longues veilles porteraient de bonne heure atteinte à sa santé. Depuis longtemps, en effet, les ravages d'une cruelle maladie, dont il n'était pas donné à l'art d'arrêter les progrès, ruinaient sa constitution, il y a plusieurs années déjà qu'une crise violente s'étant déclarée, on crut le perdre ; ce fut à cette époque, Messieurs, que M. Lahalle reçut de vous le témoignage le plus touchant de sympathies et de reconnaissance, vous tous habitants de cette ville, êtes accourus dans les temples vous prosterner aux pieds des autels ; tous les cultes se sont unis et confondus en une seule et même pensée, en réclamant de l'Être suprême, du grand médecin, le rétablissement de cette précieuse santé qui serait le salut de tant d'autres. Le ciel alors ne fut point sourd à vos prières ; vos vœux furent exaucés ; M. Lahalle vous fut rendu; cet élan spontané de la reconnaissance publique, cette manifestation non équivoque de votre sympathie, Messieurs, procura à M. Lahalle les plus douces jouissances ainsi qu'il se plaisait souvent à le répéter. Mais hélas ! la catastrophe que l'on redoutait alors ne fut qu'ajournée ; M. Lahalle devait payer le tribut à la nature ; depuis quelque temps le mal incurable qui le rongeait avait pris une nouvelle activité ; sa santé se dégradait visiblement, mais son zèle ne se ralentissait pas, quoiqu'il fût dans une position de fortune qui le conviait à prendre quelques loisirs, et que l'âge et ses infirmités croissantes l'avertissaient qu'il était temps de se reposer ; il voulait, disait-il, mourir comme un vieux soldat sur la brèche. Dans ses dernières années, Messieurs, vous remarquiez tous avec douleur, sa démarche chancelante qui annonçait une prochaine décrépitude et cette expression de souffrance empreintes sur ses traits ; vous l'avez vu traîner près du lit de ses malades, les restes d'une existence usée et dépensée tout entière au soulagement de l'humanité, quitter même son lit de douleur et faire taire ses propres souffrances pour aller en consoler d'autres.

Tel fut ce bon M. Lahalle, cet homme généreux dont la perte nous laisse de si cuisants regrets. Au milieu des tortures de la plus longue et de la plus cruelle agonie, voyant sa fin s'approcher, après avoir réclamé les secours de la religion et fait ses derniers adieux à sa famille éplorée, il a voulu, croyant n'avoir déjà pas assez fait, se survivre à lui-même par un nouvel acte de bienfaisance, en dotant cette ville d'un fonds de stipende pour soins à donner aux indigents, afin de pouvoir, même après qu'il ne serait plus, concourir encore au bien-être des pauvres malades auxquels il s'était si généreusement dévoué pendant toute sa vie ; cette belle action accomplie, il a attendu sa dernière heure sans effroi et entièrement résigné, enfin il a rendu hier le dernier soupir dans sa 67e année.

Il est à regretter que M. Lahalle qui avait un talent si remarquable, ne nous ait rien légué; mais il s'est élevé parmi nous un monument impérissable ; c'est le souvenir de ses belles actions ; aussi dans plus d'un siècle, temps après lequel la plupart des écrits sont tombés dans l'oubli, la postérité, ce juge impartial des actions des hommes, redira souvent : « *Jadis il y avait à Blâmont un médecin de science, rempli des plus nobles qualités, bienfaisant, honnête homme ; sa mort a été le signal d'un deuil général, il s'appelait Lahalle.* » Oui, Messieurs, il en sera ainsi, nos sociétés ont, ainsi que les religions, leurs traditions orales et leurs cultes de souvenirs ; il est des noms comme celui de M. Lahalle, qui se transmettent sans le secours des livres et des écrits.

Adieu, noble et vertueux citoyen ; adieu, médecin savant, modeste et bienfaisant ; adieu, ami dévoué, sincère et généreux ; adieu, tu emportes l'estime et les éternels regrets de tous ceux qui t'ont connu, jouis maintenant dans un meilleur monde des récompenses méritées par tes vertus. Adieu, cher Lahalle, adieu !

www.ingramcontent.com/pod-product-compliance
Ingram Content Group UK Ltd.
Pitfield, Milton Keynes, MK11 3LW, UK
UKHW021023200726
13857UKWH00004B/1557